Rochard.

T d 51
38
A

PROGRAMME

D'UN COURS

DE MALADIES ÉPIDÉMIQUES.

PROGRAMME
D'UN COURS
DE MALADIES ÉPIDÉMIQUES,

PAR

LE PROFESSEUR HONORAIRE

ROCHARD,

Ancien médecin en chef des armées de terre et de mer, aux Indes orientales, pendant la guerre pour l'indépendance de l'Amérique ; Membre de plusieurs Sociétés savantes ; Ex-commissaire des Jurys médicaux des départemens formant l'arrondissement de l'École spéciale de médecine de Strasbourg ; Médecin consultant de S. A. S. M.gr le Duc de Bourbon, Prince de Condé ; Doyen des chevaliers de Saint-Michel.

(Ce cours faisait partie dans le temps de celui de clinique interne de l'hôpital civil de Strasbourg.)

Amor et odium, et proprium commodum, faciunt sæpe judicem non cognoscere verum. (Arist. Rhet. 1.)

3.e ÉDITION.

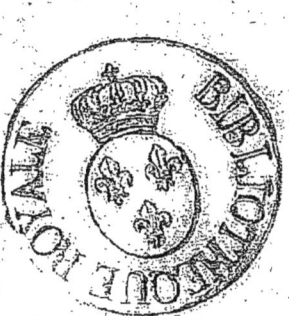
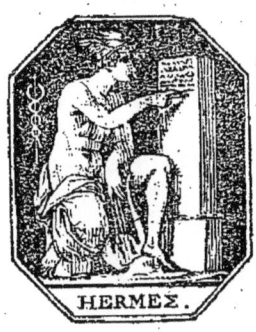

STRASBOURG,

F. G. LEVRAULT, IMPRIMEUR DE LA FACULTÉ DE MÉDECINE.

1824.

AVERTISSEMENT

SUR LE MOTIF

DE CETTE TROISIÈME ÉDITION.

Lorsque je donnai, en 1804, la première édition du Programme du cours des maladies épidémiques, dont je me trouvois chargé par la répartition entre les professeurs de l'école des différentes parties de l'enseignement médical, le Dictionnaire des sciences médicales, cette vaste collection de presque toutes les connoissances relatives à l'art de guérir, n'étoit pas encore imprimé. Mon illustre et savant successeur, M. *Foderé*, chargé actuellement de ce cours, n'avoit pas produit son intéressant ouvrage intitulé, *Cours sur les Épidémies et l'Hygiène publique*, offert en souscription en 4 volumes, dont trois sont déjà publiés.

Il me parut utile de publier ce programme en 1804, époque à laquelle j'avois été nommé à la présidence des jurys médicaux de l'arrondissement de l'École de santé de Strasbourg, par le Gouvernement, sur la présentation de mes collègues.

Cette première édition, tirée à 200 exemplaires, fut bientôt épuisée; j'en fis réimprimer une deuxième en 1805.

J'en distribuai à ceux des étudians suivant mon cours, dont l'assiduité et l'amour de l'étude me paroissoient le mériter.

Quoique, pour cause d'infirmité, j'aie cessé de professer, j'ai cru néanmoins devoir céder au désir de plusieurs de nos jeunes confrères, autrefois nos élèves, établis dans divers départemens, qui m'en ont demandé des exemplaires pour leurs amis, ainsi qu'à celui de plusieurs curés et propriétaires aisés, habitant la campagne, qui m'ont prié d'en donner une troisième édition.

Cette espèce de *compendium*, étant peu volumineux, d'une exposition simple, concise, dépouillée d'érudition et du faste scientifique, a paru, pour ainsi dire, populaire et à la portée de toutes les classes de la société. Cette indulgence m'a décidé, peut-être aussi de doux souvenirs des temps heureux où, chéri de mes collègues et d'aimables disciples, j'habitois la ville de Strasbourg, cette capitale de l'Alsace qui a donné tant de grands hommes, riche de ses monumens, de fondations bienfaisantes, où brillent et sont honorés les sciences, les beaux-arts et l'agriculture; riche encore du territoire fertile qui l'environne et de la plus belle population; ville que je regrette, que j'habiterois encore trois mois de l'année si....., si....., si.....

Sic voluere fata. . . . . . . !
Hic multa desunt. . . . . . !
. . . .
Supprimit orator quod rusticus edit ineptè.

Pendant sept ans à peu près, que j'ai présidé les Jurys médicaux des quinze départemens qui formoient alors l'arrondissement de l'école de santé de Strasbourg, j'ai reçu, dans tous les chefs-lieux de préfecture, l'accueil le plus aimable de mes savans et honorables collaborateurs, nommés par le Gouvernement membres des jurys. Des réunions franches et gaies allégeoient la fatigue et la monotonie des travaux de nos séances; ma reconnoissance de la bonté complaisante, de la généreuse hospitalité de plusieurs de mes collègues dans ces agréables voyages, ne s'effacera jamais de ma mémoire. Chaque année, en terminant ma mission, j'adressois au ministre de l'intérieur les procès-verbaux des sessions des jurys, la comptabilité qui y avoit rapport, des observations sur les améliorations possibles dans le régime des hôpitaux et l'hygiène des prisons, et autres objets relatifs à l'instruction ministérielle qui nous avoit été donnée sur notre mission.

Comme Lyon est la principale ville de l'arrondissement de l'École de médecine de Strasbourg, j'ai joint ici le procès-verbal de la première session du Jury médical de cette ville, tel que la Gazette en a fait le rapport dans le temps.

A cette époque brilloit dans cette ville célèbre l'aimable et savant docteur *Petit*, membre du jury, dont j'ai eu le bonheur de cultiver l'amitié pendant cinq ans : à la dernière session du jury je l'ai vu succomber, jeune encore, à une maladie de langueur, chéri de presque tous ses confrères, dont il étoit, ainsi que de toute la population de cette grande ville, l'amour et la gloire.

Au procès-verbal de la première session du jury médical du département du Rhône, j'ai ajouté la copie de la réponse du ministre de l'intérieur à l'accusé de réception des procès-verbaux des sessions des jurys médicaux de chaque département, et des observations que j'y avois ajoutées.

Séance du Jury médical du département du Rhône, présidé par M. le professeur *Rochard*.

Extrait *de la Gazette (Bulletin) de Lyon, du 4 Vendémiaire an XIII (27 Septembre 1803).*

JURY MÉDICAL DU DÉPARTEMENT DU RHÔNE.

Ce Jury a ouvert ses séances dans le Cabinet d'histoire naturelle, le 18 Fructidor dernier (4 Septembre 1803). M. *Rochard*, professeur de l'École de médecine de Strasbourg, qui le présidoit comme commissaire du Gouvernement, a prononcé le discours suivant :

« Messieurs, chers Collègues et Collaborateurs,
« Je dois à la bienveillance de l'école de méde-
« cine de Strasbourg l'honneur d'avoir été nommé
« son commissaire pour m'associer à vos travaux.

« Elle a pensé qu'une expérience acquise par de
« longs services dans les armées de terre et de mer,
« et dans des contrées lointaines, pouvoit me
« mériter quelque récompense; elle ne pouvoit m'en
« déférer une plus flatteuse.

« Dans l'institution des jurys médicaux, un gou-
« vernement régénérateur a voulu donner à nos
« concitoyens une garantie contre l'ineptie et la
« charlatanerie qui trop long-temps abusèrent de

« leur crédulité; il a voulu élever les ministres de
« la santé et de l'humanité au plus haut degré de
« considération qu'ils ont droit d'atteindre, en ne
« permettant qu'aux seuls hommes doués de con-
« noissances et d'un mérite éprouvé, d'exercer l'art
« de guérir, le plus estimé chez les peuples policés
« après celui de les gouverner.

« Vous sentez, Messieurs, combien il est impor-
« tant de veiller à l'exécution des arrêtés du Gou-
« vernement; sans cela les jurys médicaux verroient
« leur institution ne pas atteindre le but proposé,
« la répression des abus.

« Que chacun de nous, en ce qui le concerne,
« se rappelle les devoirs qui lui sont imposés, et
« seconde les vues paternelles qui ont dicté les lois
« sur l'exercice et la police de la médecine.

« Le premier magistrat de ce département (M.
« *Bureau de Puzi*, alors préfet), ce surveillant actif
« de tout ce qui peut adoucir les maux et accroître
« le bonheur des citoyens confiés à son administra-
« tion, a bien voulu entourer l'établissement du jury
« médical de la dignité qui pouvoit lui attirer la
« confiance dont il a besoin, et qu'il s'efforcera de
« mériter : cet acte de bienveillance de sa part lui
« assure des droits à la reconnoissance des membres
« du jury médical du département du Rhône.

« L'école de Strasbourg vous invite, vous prie,
« mes chers Collègues, de correspondre avec elle
« pour tout ce qui peut concourir aux progrès de
« la science : elle recevra avec reconnoissance les

« renseignemens que vous voudrez bien lui donner
« sur la moralité et les talens des candidats qui
« viendroient se présenter à elle pour recevoir le
« grade de docteur; elle se fera un plaisir de vous
« communiquer ses découvertes, le résultat de ses
« travaux, ceux de ses collaborateurs qui, par des
« talens précoces, auront contribué au perfection-
« nement de l'art.

« Croyez encore que je m'estimerai aussi heureux
« d'être votre organe près de l'école spéciale dont
« je suis membre, que je le suis d'être le sien auprès
« de vous. »

Les docteurs *Gilibert* et *Petit*, membres du jury, nommés par le Gouvernement, ont ensuite présenté à M. le professeur commissaire, le tableau de tous ceux que la loi appeloit à l'examen parmi les officiers de santé, les sage-femmes, les pharmaciens et les herboristes; et la division en a été faite conformément au tableau. Peu d'officiers de santé se sont présentés : la plupart, ayant mal interprété la loi du 19 Ventôse, ont cru pouvoir se dispenser de tout examen, et continuer d'exercer à l'abri d'un diplôme donné sur l'attestation de deux témoins. Une interprétation de la loi, plus claire sans doute, faite avant la prochaine réunion du jury, leur fera sentir que la loi qui vient réprimer les abus, n'a pu consacrer le plus grand de tous, celui de l'exercice d'une profession aussi importante par des hommes qui n'ont donné aucune preuve légale de leur capacité. Le jury n'a donc reçu que sept officiers de santé ; mais il se fait un plaisir d'annoncer que dans ce nombre il en est un qui a donné des preuves d'un véritable talent, et que le jury, en lui donnant un diplôme exprimé en termes infiniment honorables, a cru devoir le dispenser d'acquitter la rétribution exigée par la loi.

Douze officiers de santé établis depuis plus de dix ans avec certificats d'études bien antérieurs à cette époque, ont échangé le diplôme provisoire qu'ils avoient obtenu de M. le Préfet contre celui qu'accorde la nouvelle loi.

Seize sage-femmes ont été examinées : presque toutes ont donné des preuves de beaucoup d'intelligence et de talent; ce qu'on doit attribuer au zèle de MM. les professeurs chargés depuis plusieurs années d'enseigner l'art des accouchemens dans nos hospices.

MM. *Tissier*, *Macors*, *Gavinet* et *Carlhan*, pharmaciens distingués de cette ville, nommés par M. le préfet comme adjoints au jury médical, se sont réunis à lui à la même époque pour les examens de MM. les pharmaciens. Dix ont été examinés par le jury : tous ont donné les preuves des connoissances les plus solides dans leurs réponses aux différentes interrogations qui leur ont été faites, ainsi que dans la préparation des médicamens que le sort leur avoit assignés.

Les herboristes se sont présentés en grand nombre ; vingt-deux ont été reçus. Il en reste cependant plusieurs qui ont cru devoir se soustraire à l'examen :

ils ne seront pas surpris que le jury les désigne à l'autorité comme réfractaires à une loi dont l'exécution est de rigueur.

Le jury n'a point complété les visites qu'il doit faire, chaque année, chez les pharmaciens, les droguistes et les épiciers; il a voulu seulement prévenir les uns et les autres par une première démarche, que la loi, qui est aujourd'hui dans toute son activité, nécessitera fréquemment des visites semblables, et qu'il seroit pénible pour le jury d'avoir à en signaler les violateurs.

Les membres du jury médical, en se séparant le 30 Fructidor (25 Septembre 1803), ont cru devoir témoigner à M. *Rochard* toute la reconnoissance qu'ils devoient au Gouvernement qui a fait choix pour les présider d'un savant aussi distingué par ses talens, que son esprit l'est par sa douceur et son amabilité.

Une somme de 1730 francs, formant plus de la moitié des sommes acquittées par les candidats, a été versée dans la caisse de l'hospice, pour rester à la disposition du ministre de l'intérieur.

Copie figurée d'une lettre du Ministre de l'intérieur.

Paris, le 1.ᵉʳ Nivose an XIII (22 Décembre 1804).

Le MINISTRE *de l'intérieur, à M.* Rochard, *professeur de l'école de médecine de Strasbourg et président des jurys médicaux de l'arrondissement de cette École.*

J'AI reçu, Monsieur, les procès-verbaux des opérations des jurys médicaux que vous avez présidés cette année. J'examinerai d'une manière toute particulière le rapport que vous y avez joint, et, autant que je le pourrai, je prendrai des mesures pour faire tourner à l'avantage de l'art de guérir et à celui de l'administration publique les différentes vues dont vous me faites part.

J'aurai soin de faire connoître à SA MAJESTÉ le zèle avec lequel vous avez rempli votre mission, et combien en cette occasion vous vous êtes acquis de droits à son estime.

J'ai l'honneur de vous saluer.

CHAMPAGNY.

DISCOURS PRÉLIMINAIRE.

Aux Étudians en médecine de l'École de Strasbourg.

Jeunes étudians, objets chers des travaux, des veilles, des sollicitudes des professeurs de cette école :

§. 1.er Dans la répartition de l'enseignement des différentes branches de la médecine, j'ai été spécialement chargé de vous faire connoître les maladies épidémiques, de vous en développer les causes, les variétés, et les moyens qu'il faut employer pour les combattre ; moyens souvent infructueux, par la complication de leurs causes, les accidens dont elles sont accompagnées, les indications opposées qu'elles présentent, leurs irrégularités dans leurs différentes périodes, enfin par un type qui leur est propre et qu'il faut étudier pour réussir dans leur traitement.

Ayant été employé, depuis trente-cinq ans, par l'ancien gouvernement et depuis la révolution, pour secourir des villes et des villages affligés de ces maladies, et dans différens climats, je pourrai ajouter aux connoissances que j'ai puisées dans les auteurs, des observations qui me sont particulières.

Appelé à l'enseignement à l'âge où l'on a déjà beaucoup oublié, et n'ayant pas eu l'occasion d'acquérir l'habitude et la facilité de professer, je m'estimerai encore heureux si je puis vous diriger vers les connoissances si nécessaires des maladies épidémiques, pour la cure desquelles il ne suffit pas d'avoir une vaste érudition, une théorie brillante, mais principalement une sagacité de jugement, et ce courage héroïque qui nous fait braver les plus grands dangers ; car, jeunes étudians, s'il est vraiment une médecine militante, c'est celle des épidémies : il faut que le médecin appelé pour les combattre se dévoue avec autant de zèle que le plus brave soldat de la patrie, il faut qu'il inspire de la confiance aux malades par l'assurance qu'il leur montrera. S'il ne se sent pas cette force d'ame, qu'il faut posséder avant tout, il y succombera infailliblement.

§. 2. Il faut que le médecin appelé au secours des malades affligés d'une épidémie ait la conscience de ses forces pour la combattre, qu'il ait la certitude de réussir ; car, de même que les individus foibles au moral et au physique, et les plus timorés, sont les premiers attaqués et succombent les premiers, il arrivera aussi que, parmi les hommes de l'art qui leur donneront des soins, ceux que la timidité et la crainte agiteront, marcheront d'un pas chancelant dans le traitement : leur découragement sera le précurseur du malheur qui les attend.

Jeunes étudians, pénétrez-vous bien de ces vérités. Que l'importance dont doit être pour la société votre généreux dévouement, vous élève l'ame; que l'amour de l'humanité, cette passion des grandes ames, et la gloire la mieux méritée, qui en doit être la récompense, vous enflamment.

Si, dans un incendie qui menace de dévorer une famille, un généreux citoyen traverse le feu et parvient à la sauver, les acclamations du peuple le suivent en triomphe : un bien plus glorieux attend le médecin qui dans une épidémie, au milieu des horreurs d'une peste, va arracher à la mort ses victimes; la reconnoissance d'une nation entière lui élève des autels, et, ce qui les vaut bien, il se prépare pour le reste de sa vie les plus douces jouissances, les plus heureux souvenirs.

§. 3. L'invasion des maladies épidémiques est

si souvent douteuse, leur nature si compliquée, qu'on est exposé à se méprendre sur leur caractère, et à regarder comme une maladie simple une épidémie naissante, qui n'attaque que quatre ou cinq individus dans une ville ou un village; en sorte que le plus souvent on reste dans une sécurité d'autant plus funeste qu'on n'a pas profité des circonstances les plus favorables pour dissiper l'orage. Bientôt deux ou trois malades périssent; plusieurs autres individus sont surpris du même mal, qui d'ailleurs, comme un vrai protée, se masque chez chaque individu sous des formes différentes, et finit par causer de justes alarmes par la quantité de malades qui y succombent ou qui en sont menacés. L'effroi ajoute encore à la gravité de la maladie, et quand on appelle des secours éloignés, on a déjà perdu beaucoup de temps. Mille autres obstacles viennent encore ajouter au malheur du moment.

Les préjugés du peuple lui font cacher son mal le plus long-temps qu'il peut employer des moyens nuisibles. L'éloignement des lieux où se trouvent les véritables ressources, fait craindre d'y avoir recours mal à propos, et les confiances exclusives font souvent rejeter ou négliger un traitement prescrit par les médecins les plus instruits, comme étant le moins conforme aux goûts et aux habitudes des habitans des campagnes, qui, plus que ceux des villes, négligent leur santé et la sacrifient au plus sordide intérêt.

C'est principalement chez les pauvres des campagnes qu'on rencontre les agens propres à développer et propager les maladies épidémiques.

Si l'on considère un village sous le rapport des détails relatifs à la salubrité, on y rencontrera presque toujours tous les principes ou germes des maladies que la température peut faire éclore : des maisons dont le sol est généralement à quelques pieds au-dessous de la rue, dont l'air est étouffé par le peu d'issue qu'on lui donne, dont l'humidité s'accroît par le peu d'étendue et d'élévation, et par la qualité du terrain.

C'est cependant dans une seule pièce ainsi construite que se trouve logée une famille entière, au milieu des émanations mal-saines des fumiers en putréfaction dans les cours ou au-devant des maisons. Ajoutez à cela que la nuit cette même famille repose dans des alcoves fermées et inaccessibles à l'air. Aux environs des maisons, souvent même dans les cours, vous verrez des mares d'eau, dont le lit a été creusé par les propriétaires pour y déposer les fumiers; des haies touffues entourent souvent la maison, comme si l'on craignoit d'en voir renouveler l'air.

Dans beaucoup de villages l'eau est tirée de puits ou de citernes dont le fond est impur, et dans beaucoup d'autres les seules sources où on la puise sont altérées par la mal-propreté des linges qu'on y lave journellement, ou sont fangeuses : dans d'autres lieux les bêtes mortes sont exposées près des habitations, et corrompent l'air qu'on y respire, surtout dans certaines températures de l'atmosphère ; dans d'autres encore, ce sont des manufactures dont les matériaux altèrent la pureté de l'air et des eaux : là, ce sont des eaux sales, jetées avec profusion dans des rues sans écoulement; ailleurs des marais desséchés sans précaution.

On trouve des villages situés sur des terrains humides, voisins des marais et des étangs : d'autres, enfin, sont entourés de bois qui empêchent la libre circulation de l'air, et y entretiennent une humidité habituelle.

Il y a des contrées dont le sol ingrat ne produit que de mauvais grains et en petite quantité. Presque partout le peuple est peu soigneux de sa nourriture, qui souvent est mal-saine et en quantité insuffisante pour réparer ses forces épuisées ; et malgré cela il se livre souvent avec excès aux liqueurs spiritueuses de la plus mauvaise qualité, et s'expose dans ses aberrations de régime à toutes les intempéries de l'air.

Telle est la situation des habitans des campagnes. Dans presque tous les pays il est rare de ne pas rencontrer dans chaque village quelques causes locales de l'insalubrité dont je viens de parler.

Le germe des maladies épidémiques se développe avec d'autant plus de facilité que les corps, épuisés par le travail et la mauvaise nourriture, ont une plus grande disposition à contracter les altérations qui leur sont transmises.

Par ce qui vient d'être exposé il est facile de juger qu'il seroit possible de détruire en grande partie les causes qui rendent les épidémies fréquentes et meurtrières ; mais il est évident qu'il faudroit seconder les efforts des médecins pour les moyens d'épuration, dans toutes les localités où elles sont nécessaires, et certes celles-ci sont en grand nombre.

§. 4. Le Gouvernement a pourvu d'une manière bien essentielle à arrêter les progrès des maladies épidémiques, en établissant dans les chefs-lieux de département des médecins chargés de se transporter sur les lieux où il y a des épidémies naissantes ; et presque toutes les villes ont des médecins préposés à cet effet. Les agens des communes des campagnes instruisent ceux des villes de l'apparition des maladies qui ont un caractère sérieux; et, traitées avec soin dès le moment de leur invasion, elles n'acquièrent plus ces développemens qui les rendoient autrefois si funestes. J'ai été témoin de la surveillance du Gouvernement à cet égard, ayant été, depuis dix ans, plusieurs fois requis de porter des secours aux habitans des villes et campagnes affligées de maladies épidémiques, et notamment, en l'an 3, aux habitans de la ville de Coulommiers, département de Seine-et-Marne. Il y régnoit une fièvre adynamique ou putride, occasionée par l'accumulation des familles de militaires dans des maisons petites, peu aérées. La disette, et la tristesse, sa compagne ordinaire, avoient encore aggravé les autres causes.

J'eus la même mission les deux années suivantes pour la petite ville de Chêles, entre Paris et Lagny, et le village du Pin, canton de Claye. Je vous donnerai la description de la première de ces épidémies, dont les caractères furent si graves que j'étois obligé de correspondre chaque jour avec le Comité de salut public et le Conseil de santé, de qui j'avois reçu l'ordre de me transporter sur les lieux, quoique j'eusse alors, à l'hôpital militaire de Meaux, plus de quatre cents malades qui m'étoient confiés : tant fut grande l'inquiétude que causa cette maladie dans tous les lieux circonvoisins, qu'elle menaça d'envahir.[1]

---

1. Lors du passage en Alsace des prisonniers russes, infortunés débris de la bataille d'Austerlitz, ils étoient la plus grande partie frappés du typhus le plus meurtrier : une longue route, la plus mauvaise nourriture, pire que la disette, et leurs vêtemens en lambeaux, offraient le spectacle le plus douloureux.

La ville de Saverne, où ils séjournèrent 15 jours, éprouva dans toutes les classes de sa population une mortalité effrayante.

Le conseil de préfecture de Strasbourg demanda à notre Faculté que deux professeurs fussent envoyés à Saverne pour porter des secours aux malheureux contagiés : beaucoup avoient succombé en trois jours, quelques-uns même cinq ou six heures après l'invasion.

Notre Faculté me désigna avec le professeur VILLARS, devenu depuis notre doyen, pour cette honorable et périlleuse mission. Après avoir résidé quelques jours à Saverne, nous obtînmes qu'on évacuât sur plusieurs directions ceux des prisonniers qui existoient encore. La moitié avoit succombé. Cette mesure, de toute urgence, mit fin à la mortalité; le typhus cessa. A notre retour, nous fîmes à notre Faculté le rapport le plus exact de nos observations et des moyens que nous avions

Actuellement qu'on a la statistique de presque tous les départemens, des villes et villages qui en dépendent, il sera facile de les préserver du retour fréquent des maladies épidémiques, ou du moins de rendre celles-ci beaucoup plus rares.

L'établissement de lazarets sagement administrés a préservé le territoire françois des

---

employés pour combattre l'épidémie typhoïde qui avoit désolé Saverne. Nous lui exposâmes avec douleur que, si les strictes règles de l'hygiène avoient été à notre disposition, nous aurions employé le meilleur moyen de salut pour les malades, et le plus sûr préservatif pour les bien-portans; presque tous effrayés du danger qui les menaçoit; mais toutes étoient violées. Aussi ces malheureux, en succombant, adressoient au ciel le dernier vœu du désespoir:

Exoriare aliquis nostris ex ossibus ultor;

et il étoit exaucé.

Peu de jours après notre départ de Saverne, le jeune docteur Ziller, médecin pensionné de la ville, l'un de nos anciens élèves, succomba victime de son zèle et de ses soins pour les malades, avec moins de célébrité, moins de publicité, que l'infortuné Mazet à Barcelonne:

Non erat hic locus.

Plus heureux que Mazet, le jeune docteur Ziller rendit ses derniers soupirs dans le sein de son épouse et de ses enfans, tandis que l'autre termina sa carrière sur une terre étrangère. Mais, que dis-je? l'univers est la patrie des médecins; et partout où ils peuvent soulager, consoler la douleur, elle existe pour eux.

Quæque ipse miserrima vidi, et quorum pars magna fui.

deux épidémies qui, depuis cinq ans, ont causé tant de ravages en Espagne, et principalement à Malaga ; et les heureux essais du procédé du célèbre Guyton de Morveau pour purifier l'air ont surpassé les espérances qu'on en avoit conçues, puisque, dans les lieux où a régné la fièvre jaune et même la peste, les consuls, leurs familles et les personnes qui ont eu recours à cette méthode, y ont trouvé un préservatif aussi sûr, qu'il l'a été, dans les hôpitaux et les prisons, contre les fièvres qui y règnent habituellement et qui en ont pris le nom.

La vaccine, la plus grande découverte de la fin du dernier siècle, rendra aussi les épidémies varioliques, si funestes autrefois, bien rares à l'avenir ; elle anéantira même ce fléau, si, comme tout le présage, les gouvernemens en ordonnent l'inoculation, et la rendent aussi obligatoire pour les hommes de toutes les classes et de tous les pays, que le baptême l'est parmi les chrétiens : elle seroit au physique ce que l'autre est au moral pour les peuples soumis au culte catholique.

§. 5. Avant de vous entretenir d'une manière plus détaillée des causes des épidémies, de vous en donner des classifications et de vous exposer les divers traitemens qui leur conviennent, j'ai une observation bien intéressante à vous faire : c'est que, de toutes les maladies qui affligent l'espèce humaine, aucune ne prend un empire aussi dangereux sur l'imagination. Aussitôt que le mot d'épidémie est prononcé, la terreur glace tous les esprits; ils en sont atterrés : alors les caractères de la maladie s'aggravent, et la terminaison en devient plus funeste. Un des premiers et des plus sûrs moyens d'en calmer les effets, seroit, s'il étoit possible, d'en nier l'existence; car dans de pareilles circonstances les mots donnent une grande valeur aux choses : il faudroit accoutumer les hommes à se familiariser avec l'idée que certaines maladies épidémiques reparoissent tous les ans, que toutes ne sont pas dangereuses.

Si, malgré des raisons aussi persuasives, on ne parvenoit pas à les tranquilliser, il faudroit se déterminer à leur en cacher jusqu'à la possibilité : il faut quelquefois tromper les hommes pour les préserver des dangers qu'ils grossissent, et auxquels leur frayeur les fait succomber quand ils les supposent. Le mensonge dans de semblables circonstances n'est point un crime, puisqu'il a souvent produit les effets les plus salutaires.

J'ai connu des médecins qui, appelés dans des villages frappés de maladies épidémiques, où le son de la cloche funèbre renouveloit à chaque instant dans le cœur des habitans l'effroi précurseur de la mort, commençoient par faire taire ce signal de désespoir, ordonnoient qu'on n'enterrât les morts que la nuit et secrètement, sans les porter aux églises, et annonçoient ensuite dans les maisons, que la maladie étoit à son terme, qu'elle n'avoit plus les mêmes caractères que dans son principe; qui, enfin, disoient hardiment qu'il ne périssoit plus de malades : par ce moyen ils arrêtoient les progrès de la maladie, et avouoient modestement qu'ils devoient autant leurs succès à ces mesures qu'aux médicamens qu'ils avoient employés pour le traitement de la maladie; tant l'imagination a d'empire sur le physique de l'homme; ce qui doit persuader au médecin philosophe que l'art de diriger les affections morales lui est aussi nécessaire auprès de l'homme malade, qu'au législateur pour le maintien de l'ordre social.

En effet, des malades affectés d'une maladie épidémique, préoccupés fortement de l'idée d'une mort prochaine et inévitable, ressemblent à des criminels conduits au lieu du supplice, et qui y attendent leur tour. C'est dans des circonstances pareilles que les ministres des autels, pieusement indiscrets, hâtoient quelquefois la fin des malheureux malades en leur administrant trop tôt les derniers secours; ils achevoient de détruire en eux l'espoir, ce grand médecin de l'ame et du corps, ce bienfaiteur de la nature, qui prolonge l'existence de tant d'êtres courbés sous le poids des peines de la vie. Quand les curés avoient administré les malades, les remèdes étoient négligés, la stupeur glaçoit tous les cœurs; les moyens de soulagement, de guérison, sollicités par les hommes de l'art les plus humains, les plus instruits et les plus courageux, étoient refusés; et les malades succomboient.

Dans ces circonstances périlleuses, les médecins doivent tout employer pour rassurer les esprits; ils doivent taire leurs malheurs, exalter leurs succès, s'associer, pour les moyens de persuasion, tous les hommes qui ont de l'empire sur la multitude, soit par leur rang, soit par leurs vertus.

§. 6. L'observation doit seconder vos travaux dans les épidémies plus que dans toutes les autres maladies : l'observation, ce flambeau de la médecine, dont l'heureuse application forme l'expérience, qui apprend à faire un usage heureux des remèdes dont les effets sur l'économie animale ne peuvent être calculés d'une manière certaine qu'après avoir été soumis à des épreuves réitérées.

C'est donc en observant l'état du malade, son pouls, sa respiration, la couleur de son visage, ses attitudes, ses déjections; c'est en suivant toutes ces nuances jusqu'aux derniers instans, et par-delà la mort même, en fouillant dans les cadavres, que vous pourrez parvenir aux connoissances les plus importantes des maladies épidémiques.

On sent combien il est essentiel, pour acquérir des connoissances bien positives du caractère d'une épidémie, quand il n'est pas bien décidé, d'ouvrir les cadavres des premiers qui succombent.

S'il arrive quelquefois de grands dérangemens dans l'économie animale, sans que l'ouverture des cadavres en ait fait reconnoître les indices, dans presque toutes les maladies extraordinaires on a trouvé dans leur examen des vestiges des ravages de la maladie, et souvent par ces connoissances on est parvenu à en arrêter les progrès.

Malheureusement les médecins ne sont pas

toujours les maîtres d'obtenir l'ouverture de ceux sur lesquels ils pourroient faire des observations intéressantes : la force des préjugés s'oppose souvent à notre zèle, et ravit à l'observation des richesses abondantes qui serviroient l'humanité; et certes il n'y a pas de moyen plus sûr que celui-là. On a plus de facilité dans les hôpitaux, où l'on n'a ni les préjugés du monde ni tant de passions à combattre.

§. 7. Une circonstance qui concourt souvent au succès dans le traitement des maladies épidémiques, est l'étonnement et la confiance qu'inspirent aux malades et aux habitans d'un lieu affligé d'une maladie épidémique, les secours arrivés de loin. Quand la maladie est devenue tellement grave qu'ils ont perdu toute confiance dans les personnes qui les conduisoient dans leurs maladies ordinaires, les médecins envoyés de la capitale obtiennent alors des succès, plus par cette confiance que les hommes de toutes les classes ont pour ce qui vient de loin, que par des connoissances plus étendues et l'application de remèdes plus spécifiques pour la maladie à combattre.

Ce sentiment de curiosité, de confiance, qui naît de l'inconstance naturelle à l'homme, se fait sentir d'une manière aussi générale dans les choses les plus sérieuses que dans celles qui flattent nos sens.

Nous mettons à contribution toute la terre pour nous procurer les productions des autres climats, et des sensations nouvelles ; et il n'y a pas de pays où les hommes, même les plus ignorans, quand ils viennent de loin, n'usurpent une confiance et un empire sur la multitude dans le traitement des maladies : ainsi cette confiance qu'on refuse souvent à des concitoyens d'un mérite distingué, on la donne sur parole à des charlatans ineptes ; d'où sans doute est venu le proverbe, *on n'est pas prophète dans son pays*. La cause de cette contradiction du cœur humain tient peut-être aussi à cette jalousie qui lui est inhérente, autant qu'à cette inconstance et cette légèreté qui nous font priser davantage ce qui vient de loin ; peut-être aussi à cette monotonie que produit l'habitude de se voir, d'habiter le même lieu, et de lire jusque dans la pensée l'un de l'autre : d'où est dérivée sans doute cette idée, qu'*il n'y a pas de grand homme pour son valet de chambre*.

Il ne faut donc pas s'étonner si des médecins envoyés par le Gouvernement réussissent, dans les épidémies graves, à arrêter les progrès du mal; c'est par cet étonnement, cette confiance qui ranime l'espoir, un des agens les plus forts sur le moral de l'homme, et qui a un si grand ascendant sur son physique.

Les médecins domiciliés, bien loin de s'en affliger, doivent voir dans cette prévoyance du Gouvernement une conduite paternelle que la politique commanderoit, quand même les heureux effets qui en sont le résultat ne seroient pas prouvés jusqu'à l'évidence; ils doivent donc eux-mêmes solliciter les secours, appeler leurs collègues des lieux circonvoisins, pour partager leurs travaux et leurs périls.

§. 8. C'est principalement dans les épidémies que le médecin doit être un homme plus qu'ordinaire; il faut que sa présence pénètre les malades et ceux qui les entourent d'un sentiment religieux. Chacun cherche à lire dans ses yeux le sort du malade, qui lui-même l'observe avec une inquiétude mêlée d'espoir. C'est dans ces momens qu'il doit montrer la plus grande sérénité, afin que le malade et ceux qui le soignent en tirent un présage favorable; car le degré de confiance des malades s'accroîtra en raison de l'assurance qu'ils remarqueront dans le médecin qui leur présentera ses secours. Avec de pareilles précautions les médecins verront presque toujours leurs soins réussir. Ce seroit encore beaucoup quand ils n'auroient donné que l'espoir et des consolations; car dans le fait la crainte de la mort est le seul mal pour celui qui chérit la vie : en elle-même elle est un point indivisible, et celui qui perd l'existence avec la confiance de la conserver, ne fait que passer de la veille au sommeil.

§. 9. Jeunes étudians, que la consolation, la douce persuasion, passent de votre bouche dans le cœur de vos malades; qu'elles vous donnent l'éloquence du sentiment : hélas, combien d'hommes on rattache à la vie en leur montrant quelque intérêt !

La bienveillance est peut-être la première, la plus essentielle médecine auprès des malheureux, quand on peut y ajouter de bons alimens et quelques secours pécuniaires; car l'homme cesse de chérir la vie quand tout ce qui l'entoure semble le dédaigner : il ressemble alors à un mauvais acteur, qui, rebuté des mépris du parterre, abandonne la scène.

§. 10. Jeunes étudians, dans le cours de votre carrière médicale, n'oubliez jamais de montrer à vos malades cette sensibilité consolatrice qui secondera heureusement vos soins; c'est surtout auprès du sexe le plus foible, le plus malheureux par tous les genres de douleurs auxquelles la nature l'a voué, que vous devez employer cette sensibilité qui va au cœur.

La majeure partie des maladies des femmes reconnoît une cause morale et secrète qu'il faut étudier : c'est donc autant par l'art de leur inspirer de la confiance, par l'espoir, que vous rappellerez dans leurs organes délicats le principe de la vie toujours prêt à s'échapper, que par les secours physiques de l'art de guérir.

L'intérêt que vous leur montrerez sera l'heureux prélude de vos succès : si elles sont plus aisément courbées sous le poids de l'adversité, le plus foible appui suffit aussi souvent pour les rappeler à la vie.

Souvenons-nous toujours qu'elles nous ont donné l'existence au péril de la leur; qu'elles ont formé nos premières années; qu'elles embellissent celles qui les suivent, qu'elles adoucissent l'ennui et les douleurs des dernières; qu'elles nous élèvent l'ame par le désir de leur plaire; enfin, qu'elles nous donnent les plus douces jouissances de la vie, quand elles savent allier la pureté des mœurs aux talens et aux grâces dont la nature les a ornées.[1]

---

[1]. Un homme sensible et reconnoissant a dit, en parlant des femmes : « Qui ignore combien la présence des femmes

Je puis certifier que les hôpitaux où les femmes exerçoient les fonctions d'infirmières pendant la longue guerre occasionée par la révolution, ont été les seuls préservés des abus funestes qui ont régné dans ceux où les hommes étoient chargés de cet emploi; ceux qui les ont visités sans préjugés, conviendront que les hôpitaux qu'elles occupoient étoient extrêmement propres, un des premiers et des plus essentiels préservatifs de l'altération de l'air. D'ailleurs, pour les soins de détail, quelle différence ne s'offre pas sous bien des rap-

_____

« est douce aux malheureux? C'est un devoir de l'avouer :
« les hommes sont destinés à des actions fortes, à des médi-
« tations profondes, à d'énergiques vertus; mais auprès des
« malades leurs soins les plus tendres sont brusques et pré-
« cipités, leur voix radoucie est encore trop rude. Leurs
« attentions même sont distraites, leur patience a l'air trop
« pénible : ils semblent en quelque sorte fuir l'infortuné
« qu'ils soulagent... Les femmes, au contraire, lorsqu'elles
« soignent un malade, semblent ne plus exister que pour
« lui. Tout en elles porte allégeance et soulagement. Elles
« trouvent bien qu'on se plaigne, elles sont là pour vous
« consoler; leur voix seule est consolatrice, leur regard est
« sensible, leurs mouvemens sont doux, leurs mains sont
« attentives aux moindres douleurs. Leur promesses donnent
« de la confiance, leurs paroles font naître l'espoir. Enfin,
« quand elles s'éloignent du malheureux, tout lui persuade
« que c'est pour lui qu'elles s'en vont, que c'est pour lui
« qu'elles s'empresseront de reparoître. »

ports ? Des malades, à qui un infirmier presque toujours brusque présente des boissons souvent d'un goût désagréable, quand ils sont accablés par la douleur, en sont rebutés ; ils les prennent au contraire d'une femme complaisante, dont la voix douce les persuade et les encourage. Il est facile de comprendre qu'ils seront plus aisément rappelés à la vie par la persévérance de ces soins, quand celle qui les rend y ajoute l'expression de cette sensibilité qui en prépare le succès. Il est donc de l'intérêt de l'humanité de confier aux femmes, dans tous les hôpitaux, tous les détails de propreté, de distribution d'alimens et de médicamens : le mieux-être des malades, dans cette mesure, se trouve réuni à celui de l'État ; car l'économie y trouve aussi un très-grand avantage.

Il y a d'ailleurs tant d'autres moyens d'exister pour les hommes, tant d'emplois de différente nature, tant de genres d'industrie à choisir; tandis que pour les femmes nées dans l'adversité, ou que le hasard y a plongées, il en existe bien peu : en donnant d'honnêtes salaires, et surtout beaucoup de considération, à celles qui se dévoueroient à l'état d'hospitalières, on leur procureroit une existence aisée, bien digne récompense de leurs pénibles travaux, et on en arracheroit ainsi un grand nombre à la prostitution; cette lèpre sur le corps politique, qui offre, chez les peuples les plus policés de la terre, le dernier degré de la dégradation de l'espèce humaine, telle qu'il n'en existe pas chez les hordes les plus sauvages.

Les femmes ont plus d'exactitude dans le service des hôpitaux, plus d'obéissance à faire exécuter les prescriptions des médecins, et sont par leur sobriété moins sujettes à ces erreurs si funestes aux malades; elles y mêlent d'ailleurs un sentiment religieux qui leur rend ce genre de vie méritoire, et par conséquent moins rebutant qu'aux hommes.

C'est principalement dans les hôpitaux qu'il faut être mu par un principe plus qu'humain, car il y a bien des répugnances à vaincre; il faut une exaltation d'ame persévérante pour se vouer à contempler chaque jour de la vie l'image de la douleur.

Il faut l'espoir de récompenses proportionnées au sacrifice qu'on fait de toutes les jouissances, en se consacrant aux fonctions les plus pénibles, les plus rebutantes, auxquelles l'espèce humaine puisse s'asservir.[1]

---

[1]. Je ne puis m'empêcher de citer un exemple: c'est, entre tous les hospices où j'ai exercé la médecine, celui de

§. 11. Le ministre Chaptal, ce savant distingué, qui a prouvé qu'on pouvoit faire des découvertes utiles, cultiver les sciences, et régir différentes branches d'administration avec distinction; ce protecteur des établissemens qui ont pour but le soulagement de l'humanité, et à qui aucun genre de perfectionnement n'échappe, a rendu aux dames hospitalières, ainsi qu'aux sœurs de la Charité, la considération qu'elles n'auroient jamais dû perdre : il a fait restituer aux hospices les biens dont on les avoit inhumainement dépouillés, il en a amélioré le régime. Ses bienfaits dans cette partie si long-temps abandonnée à la rapacité d'hommes immoraux et dégradés, ajouteront à la gloire que ses travaux immortels lui ont acquise.

§. 12. Jeunes étudians, j'aurai recueilli tout

---

la ville de Meaux, lieu de ma naissance; les dames hospitalières y ont, depuis sa fondation, secouru les malades avec tant de zèle et de succès, qu'on regarde comme un bonheur d'y être admis.

Des personnes de tout état, de tout pays, qui y ont été traitées, ont été à même de vérifier ce que j'en dis.

Une dame Sainte-Paule, aussi distinguée par ses vertus que par ses connoissances dans tout ce qui peut seconder les efforts de l'art de guérir, est supérieure de cette maison. Ce choix a été le vœu des compagnes de ses travaux, comme celui de tous les habitans de la ville, et une trop foible récompense des services qu'elle a rendus.

le prix de mes peines, si les principes que je viens de vous offrir se gravent dans vos cœurs. S'ils vous servent de guide, vous en éprouverez les plus heureux effets : l'habitude de cette sensibilité compatissante vous adoucira vos pénibles travaux. Et qui plus que nous a besoin de ce sentiment sublime, qui seul peut nous alléger cette melancolie que l'image si souvent réfléchie de la douleur imprime dans nos ames ? Quelle en est l'indemnité, disons mieux, la plus précieuse récompense ? les douces larmes de la reconnoissance. Quand vous aurez une fois connu cette jouissance, rien ne vous sera pénible, et vous braverez tous les dangers pour secourir les êtres aux prises avec la douleur. Les médecins sont les ministres de la santé, les missionnaires de la vie; ils y rappellent ceux qui la déserteroient sans leurs soins bienfaisans et consolateurs.

PROGRAMME

DU COURS

DES MALADIES ÉPIDÉMIQUES.

§. 1.er La plupart des hommes ne regardent comme maladies épidémiques que celles qui règnent temporairement et par une cause extraordinaire, dans quelques contrées, villes ou villages, avec des caractères très-graves, et qui sont suivies d'une grande mortalité.

§. 2. Les médecins désignent sous la dénomination de maladies épidémiques, celles qui attaquent tous les ans, dans un temps donné, et dans presque tous les pays, un grand nombre d'individus de tout âge, de tout sexe, et qui sont produites par des causes générales, soit que les saisons soient régulières, ce qui forme alors les constitutions annuelles; soit qu'elles soient irrégulières, ce qui donne à ces maladies une constitution épidémique qui a un caractère différent de celles annuelles ordinaires.

§. 3. D'autres causes accidentelles ou locales, dépendantes des travaux des hommes, de leur manière de vivre, ou de toute autre cause propre à entretenir l'insalubrité, et à favoriser le développement des gaz délétères qui communiquent aux humeurs une altération et de grands désordres dans le système nerveux, peuvent aussi les produire.

§. 4. Dans tous les pays, mais principalement dans ceux où règnent les plus fortes chaleurs, les substances végétales et animales en putréfaction produiront, dans une certaine étendue de terrain, des maladies épidémiques du plus mauvais caractère, en proportion des causes prédisposantes, telles que le régime habituel et l'exposition plus ou moins directe aux émanations qui sont de nature à produire ces maladies.

§. 5. Il est évidemment prouvé que, dans tous les lieux habités, une police vigilante sur tous les objets de salubrité est le plus sûr préservatif de toutes les maladies épidémiques.

§. 6. En considérant les constitutions épidémiques tracées depuis *Hippocrate* jusqu'à nos jours, on verra qu'il y a très-peu de maladies qui, dans certains pays, à différentes époques, n'aient régné épidémiquement.

D'après cet exposé, un cours complet des maladies épidémiques devient celui de presque toutes les maladies connues ; on voit, par exemple, dans la première des Constitutions épidémiques d'*Hippocrate*, que la phthisie régna épidémiquement à Thases.

§. 7. L'objet du cours des maladies épidémiques sera de les décrire et d'en déterminer le traitement.

D'après les causes générales des maladies épidémiques, il a paru convenable de les ranger en trois sections, quoique cette classification n'ait pas encore été adoptée.

Dans la première se trouveront les maladies épidémiques annuelles qui sont les dominantes, ou les constitutions occasionées par la température, que les saisons soient régulières ou non.

Dans la deuxième on distinguera celles qui sont accidentelles, qui parcourent certaines contrées et y font des ravages, soit qu'elles reconnoissent pour cause des vicissitudes extraordinaires de la température, ou qu'elles soient occasionées par les travaux des hommes, tels que la formation de canaux ou leur curement; l'établissement de manufactures, usines; la famine, la mauvaise nourriture, ou d'autres causes capables de produire des épidémies accidentelles.

Dans la troisième et dernière section on comprendra celles apportées des pays éloignés, qu'on pourroit nommer exotiques, telles que la peste, la fièvre jaune d'Amérique, celles bilieuses de Madagascar, certaines affections scorbutiques communiquées par les équipages des vaisseaux qui reviennent de voyages de longs cours, pendant lesquels ils ont éprouvé des privations de tout genre.

SECTION PREMIÈRE.

§. 1.ᵉʳ Dans la première division, qui comprendra les constitutions épidémiques annuelles, on observera, d'après *Hippocrate*, que les maladies dominantes sont les fièvres dites inflammatoires, les bilieuses, les pituiteuses, les intermittentes ;

§. 2. Que les inflammatoires règnent ordinairement au printemps, les bilieuses en été, les pituiteuses en hiver, et les intermittentes en automne.

§. 3. Lorsque les saisons sont irrégulières, les maladies qui en dépendent éprouvent des variétés correspondantes, ont un commencement, un accroissement, une permanence et une diminution, soit pour le nombre des individus qui en sont attaqués, soit relativement à leur intensité, et des degrés, selon leur rapprochement ou éloignement des constitutions régulières.

§. 4. Suivant la prédominance d'une saison,

les maladies ont un caractère corrélatif, sont plus ou moins dangereuses, durent plus ou moins long-temps.

§. 5. Si à un hiver long succède un printemps froid, on voit régner les maladies de l'hiver, les toux, les péripneumonies, les angines, les affections catarrhales, et même l'ictère, quoique ordinairement il soit automnal.

§. 6. Les constitutions sèches sont plus salubres que les pluvieuses; il règne plus de mortalité dans ces dernières.

§. 7. On voit survenir des fièvres aiguës dans les années sèches; dans les pluvieuses, les chroniques, les putrides, les flux de ventre, les angines sont dominans.

§. 8. L'ordre des saisons étant réglé, il en résulte une relation directe avec nos corps, et ce rapport n'a rien de nuisible pour eux; il existe au contraire dans nos humeurs une suite de mouvemens dont le cercle forme l'état de santé.

§. 9. *Hippocrate* a saisi non-seulement cette corrélation de la température de nos corps avec les différens temps de l'année, mais encore avec certaines humeurs en particulier : il avoit assigné à l'air quatre qualités élémentaires, le froid, le chaud, le sec et l'humide; et il avoit supposé dans l'homme quatre humeurs primitives, en rapport avec ces qualités, savoir, la bile, la pituite, le sang et l'atrabile.

§. 10. La connoissance des temps dans lesquels ces humeurs prédominent, devient par là de la plus grande importance.

La pituite augmente en hiver, et quoiqu'elle soit encore tenace au printemps, le sang y domine : la bile est plus abondante en été et au commencement de l'automne; sa prédominance n'est éclipsée que par l'atrabile, qui la remplace.

Voilà, d'après le père de la médecine, le cercle dont se compose le règne des différentes saisons sur nos humeurs.

DEUXIÈME SECTION.

§. 1.er Dans la seconde division des maladies épidémiques on comprendra les accidentelles, auxquelles le commerce des hommes a plus de part que la variation de la température : telles sont celles causées par la formation ou le déblaiement de canaux, l'exposition des fumiers dans les cours ou devant les maisons des habitans des villages et des faubourgs de presque toutes les villes; par le peu d'étendue et d'élévation des maisons qui contiennent des familles nombreuses; par l'usage d'eau mal-saine, où souvent on laisse des substances végétales ou animales en putréfaction.

§. 2. Enfin, celles causées par la famine, ou par l'usage du pain fait avec des farines altérées et quelquefois extraites de grains de mauvaise qualité, tels que le seigle ergoté, qui cause souvent des frénésies et des fièvres adynamiques.

§. 3. On peut ajouter aux causes accidentelles déjà énoncées, les établissemens de manufactures de tannerie, de pêcheries, etc., dont le voisinage peut occasioner des maladies épidémiques du plus mauvais caractère, quand il se joint à d'autres causes prédisposantes.

TROISIÈME SECTION.

§. 1.er La troisième et dernière division des maladies épidémiques comprendra les extraordinaires ou exotiques, celles que *Sydenham* et d'autres auteurs ont cru dépendantes d'un miasme vénéneux apporté d'Orient dans nos climats : *à miasmo venenato ex locis orientalibus advento.*

§. 2. Entre ces dernières on comprendra la fièvre jaune d'Amérique, le typhus, et spécialement la peste, qui est endémique à la côte d'Afrique, où elle se déclare épidémiquement quand les chaleurs sont excessives, que des pluies abondantes les ont précédées, ou que d'autres causes en déterminent le développement.

§. 3. Le cours des maladies épidémiques sera

terminé par une description historique de la peste, celle de ses différentes invasions dans plusieurs contrées de l'Europe; on s'occupera aussi de celle qui a régné en Égypte pendant le séjour qu'y fit notre armée d'Orient, et des autres maladies essuyées par cette armée, dont les médecins, *Desgenettes*, *Larrey* et *Azalini*, ont donné déjà des détails très-intéressans.

§. 4. Je croirai avoir rempli l'objet que je me suis proposé, quand j'aurai donné la description des maladies épidémiques, désigné les moyens de les combattre, et donné des observations sur celles qui sont les plus graves.

§. 5. Je ferai mon possible pour ne rien omettre de tout ce qui peut guider les étudians qui finissent leur temps d'épreuves, dans cette partie de la médecine pratique, si essentielle, puisqu'elle a pour but principal les maladies les plus sérieuses, dont la majeure partie reparoît tous les ans, et qu'il est si essentiel de bien connoître pour en déterminer le traitement.

FIN.